LE
VICHY
CHEZ SOI
DE LA COMPAGNIE FERMIÈRE

PAR

LE DOCTEUR C. GAUDIN

Médecin consultant à **VICHY**

Médecin de la Marine de l'État en retraite ; — Membre correspondant de la
Société de médecine de BORDEAUX ; — Chevalier des Ordres de la
Légion-d'Honneur et de Wasa (Suède et Norwége).

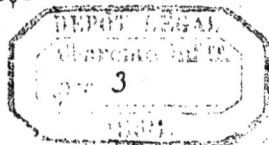

SAINTES

TYPOGRAPHIE DE Mme AMAUDRY, RUE DE LA COMÉDIE, 5

1868

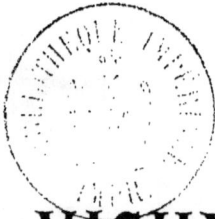

LE

VICHY CHEZ SOI

DE LA COMPAGNIE FERMIÈRE

OUVRAGES DU MÊME AUTEUR :

Guide hygiénique et médical *aux Eaux thermales de Salazie* (île de la Réunion), en collaboration avec M. L. PETIT, médecin en chef de la marine.

Guide hygiénique et médical, *à l'usage des Capitaines au long cours.*

Carnet hygiénique et médical *du Baigneur à Vichy.*

Vichy au point de vue de l'hygiène et du traitement, *mis à la portée des gens du monde.*

———

POUR PARAITRE PROCHAINEMENT

APRÈS VICHY

OU SOINS CONSÉCUTIFS A UNE SAISON

LE
VICHY
CHEZ SOI
DE LA COMPAGNIE FERMIÈRE

PAR

LE DOCTEUR C. GAUDIN

Médecin consultant à **VICHY**

Médecin de la Marine de l'État en retraite ; — Membre correspondant de la
Société de médecine de BORDEAUX ; — Chevalier des Ordres de la
Légion-d'Honneur et de Wasa (Suède et Norwége).

SAINTES

Typographie de Mme AMAUDRY, rue de la Comédie, 5

—

1868

PRÉFACE

—◇◇◇—

Cette brochure n'a d'autre but que de révéler, en termes très parlementaires, les erreurs ou les audaces d'une direction fermière, celle de l'établissement thermal de *Vichy*.

Pour arriver à ce résultat, nous l'opposons à elle-même dans ses contradictions involontaires (nous aimons à le croire), tout en nous efforçant de la ramener dans le vrai, dont elle s'écarte quelquefois, soit qu'elle interprète trop à son avantage les opinions médicales émises par des hommes compétents, soit qu'elle professe des doctrines hasardées qui lui sont personnelles.

Nous tirons enfin, des faits établis, quelques conséquences logiques et modérées dans leur expression.

Elles ne seront pas dépourvues d'utilité pour les malades coutumiers de notre station et pour ceux-là surtout, qui, se trouvant dans la nécessité de la fréquenter, croient pouvoir s'en dispenser sur la foi d'assertions spéculatives.

—◇◇◇—

CHAPITRE Ier

Entrée en matière

Le mois de septembre 1867 ne s'est pas fait remarquer par une gaité folle, à *Vichy*.

Les baigneurs erraient mélancoliques dans les allées du vieux parc, bâillant et s'abordant avec des physionomies mornes et renfrognées.

Et cependant, quelques jours plus tôt, les visages étaient satisfaits ; ils respiraient encore l'heureuse quiétude du baigneur convalescent.

Quel vent de malheur avait donc passé sur notre joyeuse et brillante cité balnéaire ?

Le *Figaro* vous l'a dit dans son numéro du 12 septembre, en prenant le nom du directeur de nos thermes pour synonyme d'un vilain mot : *ennui*.

Ce vent était, selon le spirituel journal, *un Callou prolongé*.

Or, ce *Callou* ou *cet ennui prolongé* tenait à ce que la presque totalité des artistes lyriques et dramatiques avait été congédiée dès le premier jour du mois de septembre ;

Qu'il n'y avait plus de musique sous les vieux platanes du parc ;

Que le personnel des concerts du soir se réduisait à quelques maigres violons.

Partant, la journée était devenue vide, monotone, lente à s'écouler, et comme la soirée ne devait pas offrir de compensation, les verres d'eau pesaient lourdement sur les estomacs ; tant il est vrai que le docteur Barbier exprime une grande vérité dans sa *brochure critique sur Vichy*, quand il dit :

« Rien n'entrave autant la guérison que l'ennui. »

Ce confrère ajoute avec la même raison, un peu plus loin :

« La direction ne doit pas oublier que la médecine » considère le plaisir comme un élément accessoire, mais » intervenant utilement pour la guérison. »

M. Patissier, dans sa thérapeutique hydro-minérale, était aussi de cet avis, et tous les médecins des eaux professent depuis longtemps une opinion semblable.

Les baigneurs de cette dernière saison thermale, et c'étaient aussi ceux de la seconde moitié d'août, ont donc été deux fois sacrifiés par une innovation des plus malheureuses.

D'habitude, en effet, les distractions officielles et hygiéniques se prolongeaient jusqu'au 15 septembre inclusivement.

Les étrangers ne déploraient pas seuls une aussi fâcheuse mesure, les habitants faisaient chorus et lui donnaient même une signification des plus regrettables à leur endroit, pour peu qu'elle soit fondée.

C'était, suivant eux, un nouvel acheminement vers

un projet depuis longtemps arrêté et doucement, progressivement, sournoisement mis en voie d'exécution.

L'on me définit et l'on me commenta, sur la demande que j'en fis, la portée, dans la circonstance, du mot acheminement.

Il signifiait, d'abord, diverses tracasseries froissantes de la direction, que je passe sous silence, puis des griefs réels et d'une certaine gravité :

Dans ce nombre, l'empiètement des galeries antérieures du vieux Casino, afin d'y établir en premier lieu, un cabinet de lecture, ensuite une librairie fermière, envahissement des plus malencontreux en réalité, puisque les buveurs de ces parages ne savent plus où se réfugier par les mauvais temps, en attendant l'heure de prendre leurs verres d'eau, ou lorsqu'un orage, brusquement survenu, les contraint à chercher un abri dans le voisinage des sources : le plus grand nombre, en effet, n'habite pas les hôtels environnants, et beaucoup ne sont pas abonnés au nouveau Casino, assez éloigné d'ailleurs ;

C'était, en outre, l'invasion vandalesque du vieux parc, qui, si cette mutilation continue, le réduira bientôt à quelques grands carrés réservés ou susceptibles de le devenir ;

La clôture, aux heures de bals et de diverses représentations, de l'espace immense qui depuis deux années sert d'avant-garde à la façade du nouveau Casino, et que les abonnés seuls ont le droit de franchir ;

La grille circulaire du vaste carré consacré aux concerts, pourvue à ses quatre angles de portes laissées libres, aujourd'hui, mais qui plus tard (on est en droit

de le supposer), seront garnies de guichets et de
tourniquets mercenaires, à l'instar des théâtres et des
chemins de fer, prévision qui lui a déjà valu, de la
part d'un journal de la localité, la qualification imagée
de *souricière ;*

Une baraque hideuse, jetée comme un passage à
faux-frais, sur la sortie de la place du *Patito*, et
servant d'étalage à de petites bouteilles bleues, contenant des eaux minérales conservées d'*Hauterive*. Il est
facultatif de les consommer sur un comptoir, moyen-
nant 5 centimes le verre, absolument comme chez
Paul Niquet. L'avenir, sans doute, réserve encore trois
pareils antres, postés aux trois autres points cardinaux,
destinés à de semblables débits et portant le nom des
sources les plus renommées de la Compagnie.

Maintenant, c'est l'eau conservée d'*Hauterive* qu'on
exploite ainsi ; ce seront, plus tard, celles de la
Grande-Grille, de *l'Hôpital* et de *Mesdames*.

C'étaient encore, l'augmentation progressive depuis
quelques années du prix des chaises pendant la
musique *gratuite ;*

De nouvelles modifications onéreuses pour certains
abonnements au théâtre ;

Les exigences inusitées et inflexibles de présentation
journalière de la carte d'abonné, et autres récrimi-
nations de diverses natures, formulées avec un peu de
passion peut-être, mais dérivant d'intérêts légitimes,
froissés par l'esprit d'accaparement de la direction.

En absorbant plusieurs industries locales, étrangères
à celle des eaux, la ferme a semé sciemment autour
d'elle les rancunes et les haines ; elle en recueille

naturellement les fruits amers ; c'est juste et nécessaire.

Il y a une question délicate que je me suis souvent posée pour ma part, au sujet de ces envahissements boutiquiers, et que je ne puis m'empêcher de signaler, entre parenthèse.

La Compagnie paie-t-elle patente pour ses divers genres de commerce? Ou ses deux librairies, son débit de *cigares supérieurs et spéciaux,* sa quincaillerie de tire-bouchons, sa confiserie de sucre d'orge et de pastilles, etc., en sont-ils exceptionnellement exempts?

La direction, disent enfin les habitants, en tirant des conséquences de leurs motifs personnels de plaintes et des griefs cumulés des baigneurs, travaille plus que jamais à s'approprier toutes les sources locales de bénéfices, ainsi qu'à détourner, par des abus d'autorité, de petites tyrannies vexatoires et de mesquines exploitations, l'affluence des étrangers dans la station de Vichy ; cela, parce que leur venue sur les lieux est une moindre raison d'avantages pécuniers que la vente au loin de ses bouteilles transportées et de ses produits artificiels de toutes sortes.

Aussi en exalte-t-elle les mérites outre mesure et dans toutes les langues connues.

Ces appréciations me parurent, je l'avoue, un peu extrêmes et hasardées. Je refusai même de croire, tout d'abord, à de pareilles tendances émanant d'une société fermière de l'Etat, quoique je la susse, à vrai dire, fort empressée de recueillir des bénéfices.

Comment admettre, en effet, que la direction, sachant, elle ne peut en douter, les eaux bues à la source, d'une supériorité incontestable à celles qu'elle expédie au dehors, et surtout à la solution de ses sels extraits, improprement appelés *naturels*, se fasse l'apôtre d'une erreur aussi préjudiciable aux malades, quelque lucre qu'elle en puisse retirer.

Elle n'ignore certes, d'autre part, qu'elle risquerait ainsi de compromettre, dans un temps donné, la prédominance reconnue d'une propriété nationale; de faire à ses propres dépens la fortune de *Vals*, et plus sûrement encore d'augmenter la prospérité légitimement croissante de sources particulières rivales, telles que *Saint-Yorre*, *Lardy*, *Cusset*, qui, avec d'*Hauterive*, perdant le moins promptement leur acide carbonique, sont en conséquence les plus tardives à se décomposer.

A ces observations que j'émis, on me répondit par de nouveaux détails circonstanciés, ne manquant point de raison d'être, en apparence du moins, et l'on finit, comme je résistais encore, par me dire victorieusement :

Mais vous n'avez donc pas lu les placards qui se trouvent aux quatre coins du vieux parc, depuis le commencement de la saison? L'intention que nous dénonçons s'y révèle manifestement, quoique déguisée.

J'avouai mon ignorance, et, dans le fait, sachant déjà que chaque année apportait une mesure nouvelle, toujours onéreuse et quelquefois froissante, soit qu'elle restreignît les aises des baigneurs, leur imposât des contraintes gênantes, ou qu'elle augmentât leurs charges au profit de la Société, je m'abstenais soigneusement de lire toute espèce d'affiches, trônant aux places privilégiées du parc ancien.

Or, voici ce que contenaient en substance les placards auxquels on donnait une intention si mercantile :

VICHY CHEZ SOI

(EN GROSSES MAJUSCULES)

Le corps de l'article, qui peut être considéré comme une sorte d'atténuation vague de ce titre ambitieux et par trop absolu (mais on sait que bien des gens ne jugent que sur l'étiquette), est imprimé en caractères ordinaires et fort peu interlignés, ce qui en rend la lecture peu attirante.

Il ne renferme pas textuellement la signification attribuée ; mais l'interprétation semble très possible, sans beaucoup de prévention.

Il contient d'ailleurs des assertions et des insinuations qu'il importe de réfuter, au nom des malades, pour qu'ils ne se laissent pas influencer par des suggestions fâcheuses que nous ne voulons pas qualifier suivant leur mérite, dans un esprit de grande modération.

Tel est l'objet de cette brochure.

A défaut des placards susdits, dont nous n'avons conservé qu'une impression générale, nous allons commenter un article qui porte le même titre, dans la petite brochure gratuite, si généreusement répandue, et qui doit en être la reproduction textuelle.

———oo°o°oo———

CHAPITRE II

Vichy chez Soi

Au verso de la première page de la brochure en question intitulée :

Notice médicale *sur l'établissement thermal de Vichy, propriété de l'État et sous pouvoir de fermiers,* il est dit :

> « Tout le monde ne peut venir à Vichy. Santé, distance,
> » affaires, dépenses, sont souvent autant d'obstacles. Il
> » était donc indispensable de chercher à remplacer à
> » distance le traitement sur place.
> » On peut obtenir ce résultat sous la direction d'un
> » médecin au moyen de l'usage simultané des eaux miné-
> » rales en boissons et des sels pour bains, extraits des
> » eaux, sous la surveillance et le contrôle de l'Etat. »
> » (Voir page 33.)

La teneur de cette tartine, qui, par la place qu'elle occupe et son mode particulier de pagination (1), frappe tout d'abord les yeux, signifie, si je ne m'abuse, *que les eaux conservées et les sels extraits* équivalent, à peu près, tout au moins, à l'intérieur et en bains, aux eaux minérales naturelles, appliquées sur les lieux à ces deux usages.

(1) Elle remplit toute seule une page imprimée en travers.

Je n'y vois, du moins, aucune restriction à l'avantage de ces dernières.

C'est un oubli sans doute ; mais l'on n'a point omis de mentionner, en terminant, *la surveillance et le contrôle de l'État*, imprimés en gros caractères.

Ils ne garantissent, en fait, que la provenance des eaux transportées, leur mode de puisage, etc., l'origine et l'extraction des sels pour bains, sans rien préjuger de leurs qualités et des applications médicales dont ils sont susceptibles ; mais leur présence, pour qui ne connaît pas leur réelle signification, ne désavantage point l'assimilation formulée et lui sert même de certificat et de passeport.

Il est vrai qu'on a pris le soin de faire un renvoi restrictif de la page 2, à la page 33 que nous allons parcourir et discuter.

Ici, l'on veut bien reconnaître, à la fin du premier paragraphe :

« Que le traitement sur place est toujours supérieur. »

C'est fort heureux en vérité ; mais ce bon mouvement ne saurait durer sans ambages, car il est préjudiciable aux intérêts de la Société ; aussi, la même affirmation textuelle, répétée un peu plus bas, pages 34 et 35, est-elle amoindrie, modifiée, atténuée tout au moins, par la phrase qui la suit immédiatement et qui en est évidemment le développement et l'explication :

« Il y a dans le déplacement qu'occasionne un voyage,
» des conditions hygiéniques qui prennent une part réelle
» et importante à la cure. »

Conséquence possible : Le traitement aux sources n'est préférable que par ce dernier motif.

Or, le malade, que le déplacement contrarie presque toujours, ne manquera pas de discuter la considération d'hygiène et préférera certainement, à son grand dommage personnel, se soigner à domicile au moyen des eaux transportées et des sels extraits.

Le second paragraphe de la dite page 33 est ainsi conçu :

> « Or, le traitement de Vichy se compose de bains et des
> » eaux bues aux sources. »

L'intention spéculative se comprend, mais la conséquence déduite est loin d'être absolue en bonne logique, n'en déplaise à vos sels pour bains.

On s'abstient quelquefois de bains, en effet, dans la goutte, par exemple, quand le dernier accès est trop rapproché de l'époque présente.

Dans bien d'autres circonstances encore, les eaux à l'intérieur sont isolément employées.

En n'établissant pas cette économique et sage réserve, on pourrait induire, du principe posé, qu'il est indispensable de faire venir des sels pour bains, toutes les fois que les eaux conservées sont d'indication à l'intérieur.

Le troisième paragraphe dit :

> « Quand on ne peut aller aux sources, elles viennent
> » à vous transformées sous la forme de bouteilles, etc. »

Oui, nous savons que ces modernes montagnes marchent très volontiers vers *Mahomet ;* mais cette tendance à l'assimilation, pour la seconde fois invoquée, ne saurait être admise sans de grandes restrictions.

Evidemment, les eaux transportées et récemment puisées ont leur efficacité relative; aussi me garderai-je bien de dire comme M. Scoutteten, dans son appréciation de leur vitalité, qu'elles sont mortes quelques heures après avoir été recueillies.

Telle n'est pas ma pensée; mais je ne saurais admettre qu'elles puissent, en aucun cas, suppléer le traitement sur les lieux.

Voulez-vous qu'à cette occasion nous consultions les ouvrages de quelques confrères du plateau?

Ouvrons le *Guide aux Eaux minérales de Vichy*, par M. le docteur Daumas. Il y est dit au chapitre V, page 204 :

> ‹ Toutes les fois qu'on a à combattre, dans l'intervalle
> » de deux saisons, une manifestation quelconque de la
> » diathèse acide, les eaux de Vichy transportées sont indi-
> » quées à cause de leur grande richesse alcaline, et on doit
> » les préférer à toutes les solutions ou combinaisons
> » artificielles du bicarbonate de soude. »

Voilà une profession de foi nette et positive, qui limite à des usages secondaires et restreints, l'emploi de vos eaux conservées; que vous en semble?

Vous faut-il une autre opinion médicale, témoignant qu'on ne saurait établir rationnellement le moindre parallèle entre les eaux naturelles et celles dites conservées?

M. Durand-Fardel vous la donnera :

> » Il n'est pas plus exact de réduire à néant l'utilité des
> » eaux minérales prises loin des sources, qu'il ne le serait

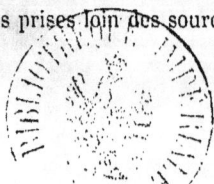

2

» de prétendre remplacer un traitement thermal par l'usage
» des eaux à domicile. (Lettre xviii.) »

Si vous désirez une déclaration plus formelle du
même confrère, lisez à la page 213 de la même lettre :

> » L'usage des eaux minérales seul, loin des sources qui
> » les fournissent, ne saurait jamais remplacer un traitement
> » thermal suivi près des sources minérales elles-mêmes.
>
> » C'est une chose fort complexe qu'un traitement thermal,
> » et les différents modes d'administration des eaux y jouent
> » un rôle très important, en dehors des qualités essentielles
> » de l'eau minérale elle-même.
>
> » En outre, les malades trouvent, dans le déplacement
> » et dans le changement de milieu qu'occasionne un
> » voyage vers une de nos stations thermales, des conditions
> » hygiéniques qui, pour la plupart d'entr'eux, si ce n'est
> » pour la totalité, prennent une part réelle et importante
> » a la cure. »

Mais voici une phrase terminale que je reconnais.

Vous l'avez écourtée, élaguée à souhait, mais bel et
bien empruntée, ne vous déplaise. Vous avez, en outre,
retranché celles qui la précèdent et qui, si vous les
aviez conservées, ne vous eussent pas exposé au
reproche mérité que nous vous adressons plus haut.

Il est vrai que le sens n'eût pas été le même.

En effet, dans le texte de notre cher confrère, on
comprend très bien que la question favorable de
déplacement est secondaire, accessoire ; d'une utilité
réelle dans des cas nombreux, soit ; mais encore limi-
tés et toujours essentiellement subordonnés, à la condition expresse du traitement sur les lieux, tandis
que le rapprochement (au moyen du retranchement

opéré par vos soins) de votre première phrase : *le traitement sur place,* etc., avec celle que vous avez... imitée, fait de cette dernière : *Il y a dans le déplacement,* etc., un corollaire absolu tout à l'avantage de vos eaux transportées, ainsi que nous vous en avons présenté l'objection.

Savez-vous bien que si l'on vous laisse marcher longtemps dans cette voie fantaisiste, vous arriverez bientôt à prouver, avec l'immense publicité dont vous disposez, que les eaux minérales, à l'instar des vins, se bonifient en bouteilles.

Maintenant que nous vous avons opposé le produit de quelques observations médicales concluantes (nous pourrions vous en offrir bien d'autres), vous plaît-il que nous combattions vos tendances, avec des raisons d'une autre nature, émanant d'autorités scientifiques qui font loi dans la matière?

Nous arriverons ainsi à vous démontrer plus catégoriquement encore, la différence qui dans un temps peu éloigné, doit nécessairement exister au point de vue de leur composition, partant de leurs effets, entre vos eaux conservées et celles qu'on boit aux sources.

Laissons parler M. Bouquet, page 175, *Histoire chimique de Vichy* :

« Les eaux minérales de Vichy peuvent être modifiées » dans leur composition chimique :

» Par une exposition prolongée au contact de l'air;

» Par le bouchage incomplet des bouteilles dans lesquelles » on les expédie;

» Enfin, par leur conservation dans des magasins ordi-» nairement soumis aux influences d'une température » variable.

» L'altération qui se produit dans ces circonstances
» conduit toujours à l'élimination de quelques-uns des
» principes constituants de ces eaux. Une partie de l'acide
» carbonique reprend l'état gazeux; par suite, les carbonates
» terreux se précipitent, entrainant avec eux des propor-
» tions diverses de silice et d'acides phosphorique et
» sulfurique. »

Il ajoute à la même page :

« De plus, celles de ces eaux qui contiennent une quan-
» tité notable de protoxyde de fer subissent constamment.
» par l'action de l'oxygène de l'air, une altération d'un
» autre ordre, dont ne sont pas, il est vrai, exemptes les
» eaux non ferrugineuses, mais qui se manifestent dans les
» premières avec une intensité beaucoup plus grande. Sous
» l'influence de l'oxygène atmosphérique, le protoxyde de
» fer passe à l'état de sesquioxyde et se précipite, entrainant
» avec lui une grande partie de l'acide arsénique dissous
» dans l'eau minérale.

» Les pertes de principes salins qui peuvent se produire
» dans les eaux de Vichy, placées dans les circonstances
» défavorables à leur conservation, peuvent donc, d'une ma-
» nière générale, être rapportées à deux causes principales :
» L'élimination de l'acide carbonique et la péroxydation
» du fer. »

En conséquence de cette énumération de conditions
éventuelles et trop souvent nécessaires, il est indispensable pour garantir vos eaux transportées de toute
altération, et afin qu'on puisse les boire dans toute
leur intégrité :

1o Qu'en les puisant, vous les soustrayiez le plus
possible, et presque absolument, à l'action de l'air qui
les appauvrit, plus ou moins, de quelques-uns de
leurs principes minéralisateurs.

Vous le faites, pendant la saison thermale; je l'ai constaté. Mais, admettant qu'il en soit toujours ainsi et que vous les expédiiez invariablement toutes fraîches recueillies, le malade qui les consomme n'a pas toujours le soin de boucher suffisamment la bouteille en vidange, après en avoir pris un ou plusieurs verres, lesquels, du reste, laissent un vide qui donne accès à un volume d'air égal au leur.

Ces observations vous sembleront un peu rigoureuses peut-être; mais consultez les guides spéciaux : Ils recommandent expressément de boire immédiatement l'eau prise aux sources, et ce n'est pas sans raison, je suppose.

> « Avalez d'un trait, afin que l'eau ne perde ni son gaz,
> » ni sa chaleur, »

Dit un de nos amis communs, M. le docteur Carnet, ex-médecin du plateau, aujourd'hui spécialiste distingué résidant à Paris, dans une brochure intitulée : *Traitement à Vichy*. Vous ne sauriez suspecter sa bienveillance, puisqu'il vous a permis de faire suivre son livre de l'assortiment complet de vos prospectus et de vos garanties officielles.

2º Que votre bouchage *spécial*, en liége capsulé et capuchonné, soit toujours parfaitement et invariablement hermétique.

3º Que vos magasins soient perpétuellement entretenus dans une température uniforme; que vous les préserviez également du chaud et du froid extrêmes, ainsi que de l'humidité.

4º Que vous chauffiez l'hiver les wagons qui les

transportent, ou que vous adaptiez, à chaque caisse destinée aux contrées froides, une sorte de calorifère *spécial*, les accompagnant jusqu'à domicile.

5° Que vous expédiez enfin vos boissons dans des vases de grandes dimensions, hermétiquement bouchés et pourvus d'un robinet, ce qui permettrait de les consommer sans les exposer à l'action de l'oxygène.

Toutes conditions assez difficiles à réunir d'une manière infaillible, quoique suivant la loi de concession de 1853 :

> « Les eaux pour boissons soient puisées, mises en bou-
> » teilles, bouchées, scellées et expédiées sous la surveil-
> » lance d'un agent du gouvernement. »

Mais revenons au texte de votre chapitre : VICHY CHEZ SOI, à l'occasion de vos sels pour bains, dont nous n'avons encore dit que quelques mots.

Je lis dans votre paragraphe 8, page 34 :

> « L'emploi de ces sels NATURELS, aujourd'hui contrôlés
> » par l'État, constitue de VÉRITABLES BAINS DE VICHY. »

Un peu plus loin, page 35, vous ajoutez avec la même assurance :

> « L'emploi de ces sels donne un moyen facile et peu
> » dispendieux, conseillé même par les médecins des eaux,
> » pour SUPPLÉER, AUTANT QUE POSSIBLE, aux bains naturels
> » de Vichy, et, dans tous les cas, de remplacer les bains
> » dits alcalins. »

Et d'abord vos sels ne constituent donc pas de *véritables bains de Vichy*, puisque, de votre propre aveu, ils ne peuvent *les suppléer* complètement.

Autant que possible, n'est en effet, qu'une approximation très vague et très élastique.

D'autre part, en disant qu'ils sont conseillés *même par les médecins des eaux*, ne généralisez-vous pas un peu trop? Je suis convaincu, pour ma part, que si vous faisiez appel aux voix, au scrutin secret surtout, l'avis favorable à vos prétentions serait loin d'être unanime.

Voulez-vous, à l'appui de cette protestation, une citation qui en soit la preuve.

J'ouvre le premier volume qui me tombe sous la main. Il est encore de M. Durand-Fardel, et je lis, page 233, à l'article qui traite des sels pour bains :

> « Ceux-ci, tout en présentant toutes les propriétés du
> » bicarbonate de soude, empruntent aux sels qu'ils re-
> » tiennent après l'évaporation des eaux, des qualités plus
> » toniques, PEUT-ÊTRE QUELQUE CHOSE de plus encore, qu'il
> » est difficile de déterminer et que l'expérience permettra
> » sans doute de constater. »

Ce n'est pas tout à fait conforme à vos assertions. On veut bien accorder à vos sels pour bains une valeur supérieure à celle du seul bicarbonate de soude, voilà tout, encore la différence à leur avantage est-elle indiquée sous la forme dubitative et sans la moindre distinction spécifiée.

Peut-être, quelque chose, sont des termes bien indéfinis.

Il y a loin de là à de VÉRITABLES BAINS DE VICHY, vous ne le contesterez pas.

Nous y reviendrons, et plus longuement, au chapitre suivant, à l'occasion de vos autres sels pour boissons.

Après tout, il faut en convenir, vous devenez assez accommodant dans vos conclusions définitives.

Vous terminez, en effet, la dernière citation que nous avons faite de vos œuvres, par ces mots pleins de résignation et d'humilité :

> « Et, dans tous les cas, ils donnent un moyen peu
> » dispendieux de remplacer les bains dits alcalins. »

Autrement dit, préparés avec le vulgaire bicarbonate de soude.

Ici, vous ne revendiquez plus qu'une supériorité, celle d'une économie relative, encore très contestable, puisque le prix de chaque rouleau de vos sels, de la contenance de 250 grammes, est coté à la somme de 1 franc, et que le bicarbonate de soude du commerce ne coûte, au détail et dans les pharmacies, que 2 francs le kilogramme.

Mais vous avez donc oublié ce que vous en dites, dans votre paragraphe 5, page 33 :

> « Ce moyen (le bicarbonate de soude) est aujourd'hui
> » insuffisant, car (etc.) »

Vous consentiriez donc à tenir boutique de moyens *insuffisants*.

Y pensez-vous, et le contrôle !

Voici donc, en ce qui concerne les deux premiers moyens préconisés par vous, ce qu'annonce et à quoi se réduit le titre alléchant de :

VICHY CHEZ SOI

RÉSUMÉ ET CONSÉQUENCES

DU CHAPITRE DEUXIÈME

En morcelant un article de votre crû, dont l'ensemble n'est qu'à demi affirmatif, ou qui, si vous le préférez, contient des restrictions, pour en étaler ostensiblement une portion isolée, dont le sens vous est absolument favorable ;

En retranchant d'ouvrages compétents que vous citez, des phrases intercalaires qui complètent un énoncé ;

En ne tenant pas suffisamment compte de constatations expérimentales et de déductions scientifiques ;

En exagérant le vrai à ce point qu'il devient l'erreur ;

Ceci soit dit pour les boissons conservées, dont nous sommes pourtant fort éloignés de nier la valeur relative.

En donnant d'autre part, à vos sels pour bains, une signification impossible ;

Vous vous exposez à faire réduire au-dessous de leur importance réelle l'objet de ces équivoques, de ces morcellements, de ces négligences, de ces exagérations et de ces assertions mal fondées.

Voici une petite vérité que nous livrons aux méditations de qui de droit.

CHAPITRE III

Pour éloigner de nous toute supposition d'hostilité systématique, à l'endroit de la Compagnie fermière, nous nous bornons, dans ce chapitre, à combattre la glorification exagérée de ses *boissons artificielles*, par les seuls arguments qu'elle émet et ceux qu'elle emprunte à des écrivains spéciaux dont elle invoque, recommande ou débite les ouvrages, preuve évidente qu'ils lui sont sympathiques et qu'elle en approuve la teneur.

Boissons artificielles

Toujours dans la notice médicale de l'établissement thermal, année 1867, nous trouvons, page 31, le chapitre suivant, dont le titre nous a d'abord édifié :

« Danger des Eaux artificielles et notamment de celles de Vichy. »

On fait suivre ce titre honnête de cette non moins honnête et sage maxime de M. Bourdon :

> » Allez aux sources naturelles, la chimie de la nature
> » vaut mieux que celle du laboratoire. »

Et l'on étaye ce conseil salutaire d'un *extrait conforme* emprunté au guide de notre honoré collègue et ami le docteur Barthez. Il est ainsi conçu :

> « Je ne saurais trop blâmer l'emploi de l'eau de Vichy
> » artificielle, qui ne peut, en aucun cas, remplacer celle
> » qui provient des sources naturelles. »

L'auteur des citations que nous reproduisons croit devoir, pour mieux prouver le néant des *eaux artificielles*, invoquer un autre extrait du docteur James, le trouvant encore plus absolu que celui du docteur Barthez, et ne blâmant pas seulement, d'une façon formelle, une simple dissolution de bicarbonate de soude, auquel ce dernier fait allusion, mais encore toutes espèces d'eaux *minérales artificielles*, sans restriction, par cela seul qu'elles le sont.

Je ne veux pas faire tort à la direction de ce précieux document :

> « Les eaux minérales, même les mieux fabriquées, ne
> » sont, au point de vue de l'analyse chimique et de L'ACTION
> » MÉDICALE, qu'une CONTREFAÇON INFIDÈLE ET GROSSIÈRE des
> » sources naturelles dont elles ont usurpé le nom.
>
> » Elles ont le double inconvénient de ne remplir, en
> » aucune manière, le but du médecin qui les prescrit, et,
> » par suite, de jeter une sorte de défaveur sur les eaux
> » naturelles.
>
> » En effet, quand vous voulez envoyer un malade prendre
> » les eaux à la source elle-même, souvent il vous objecte
> » qu'il n'en a retiré aucun soulagement, comme s'il existait
> » LA MOINDRE ANALOGIE, LA MOINDRE COMPARAISON entre ces
> » eaux soi-disant minérales, qui sortent des officines, et
> » celles que la nature fait jaillir elle-même de ses merveil-
> » leux laboratoires.

» L'eau artificielle agit comme simple dissolution saline
» ou gazeuse, et n'a aucun rapport avec l'eau naturelle. »

Et, de votre crû, vous ajoutez en généralisant et
comme conséquence dernière, page 32 :

> « Ainsi donc, les eaux artificielles ne méritent même
> » pas la dénomination d'eaux minérales et ne peuvent
> » jamais être substituées aux eaux naturelles.
> » Tous les hommes spéciaux qui s'occupent de la santé
> » publique constatent la fréquence toujours croissante de
> » l'affection de l'appareil digestif, et parmi les causes les
> » plus fréquentes et actives de ce désordre, on place à
> » juste titre l'usage des eaux artificielles. »

Franchement, nous ne les pensions pas aussi dan-
gereuses.

Dans votre très légitime indignation, qui s'inspire
d'un sentiment généreux, vous ne faites même pas de
réserve pour les boissons dites alcalines et gazeuses,
dont la formule consignée dans le nouveau codex est
autorisée par un nombre imposant de sommités scientifiques, telles que : MM. Bouchardat, Dumas, Roger,
Grisolle, Reynaud, Tardieu, Wurtz, Bussy, Chatin,
Guibourt, Lecanu, Gobley, Mayet, Buignet, Mialhe
et Schaeuffele.

Il est vrai que la réunion officielle, composée des
noms illustres qui précèdent, a supprimé, pour cause
d'indignité, cette appellation d'eau de *Vichy*, com-
prise dans l'ancien formulaire et qu'antérieurement,
en 1861, je crois, une première commission, se com-
posant de MM. Chatin, Poggiale et Lefort, nommée
par la Société de pharmacie de *Paris* pour étudier
la question des eaux minérales, avait déjà condamné

la plupart des boissons artificielles, en se basant sur
ce que :

> « La synthèse des eaux minérales naturelles, même très
> » approximative, est IMPOSSIBLE. »

Il faut néanmoins que, dans vos appréciations
absolues, vous obéissiez à une conviction bien pro-
fonde, et c'est méritant de votre part.

Ainsi donc, vous englobez, dans une même pensée
de réprobation, tout ce qui a qualité et porte le nom
d'eau minérale artificielle.

> « Laquelle (vous le déclarez par la plume de M. le
> » docteur James) n'a aucun rapport avec l'eau minérale
> » naturelle. »

Jugez quel fut notre étonnement, quand après tant
de protestations et d'anathèmes à l'endroit de ces malheureuses imitations de la nature, nous trouvâmes un
peu plus loin, page 37, un chapitre d'annonces intitulé :
« BOISSONS ARTIFICIELLES DE VICHY, et les recomman-
» dant comme SE RAPPROCHANT de l'eau minérale
» naturelle. »

Celles-là, les vôtres, sont donc bonnes par une
exception toute privilégiée, et les seules qui *ne pro-*
voquent pas de désordres dans l'appareil digestif.
Page 32.

Mais bornons-nous à citer votre texte, pour établir
la contradiction d'une manière plus officielle et plus
péremptoire :

> « Tout en blâmant l'EAU ARTIFICIELLE minérale, il est
> » cependant des cas où l'on est obligé d'en faire usage.
> » Page 37. »

Vraiment je n'en vois pas la nécessité, du moment qu'elles entraînent des conséquences aussi déplorables que celles que vous signalez.

> « DANS CE CAS, on peut se servir des sels extraits des
> » eaux mêmes de Vichy. »

C'est-à-dire obtenus par l'artifice, et dont, suivant M. Lefort, déjà nommé (celui-là même qui, avec MM. Fremy et Pelouze, a perfectionné vos moyens actuels d'extraction) :

> « *La composition s'éloigne assez de l'eau de Vichy, pour*
> » *qu'on ne puisse leur conserver, comme on l'a fait jusqu'à*
> » *présent, le nom de* SELS NATURELS. »

Le parrain complaisant me semble être un peu de votre connaissance.

Et d'abord, de *quel cas* parlez-vous ? Vous êtes muet à cet égard ; le vague est si prudent !

Et *dans les cas* où l'on se trouve *dans ce cas*, pour me servir de votre rédaction, vous ne paraissez pas bien sûr de l'indication que vous préconisez, puisque vous dites : *On peut essayer.* Vous continuez :

> « Ces sels, préparés par la Compagnie d'une manière
> » SPÉCIALE,

(Cette pauvre qualification, vous l'accommodez à toute sauce.)

> » peuvent s'employer à la dose de 7 grammes 1/2 par
> » litre d'eau, pour composer une boisson SE RAPPROCHANT
> » de l'eau minérale naturelle. »

Tout à l'heure vous conseilliez un *essai*, maintenant vous affirmez l'emploi par une formule.

Mais que faites-vous des opinions reproduites à grand bruit et des conclusions si formelles que vous en avez déduites ?

Avez-vous déjà oublié qu'un auteur, cité par vous, appelle toutes les *eaux minérales artificielles, même les mieux fabriquées,* UNE CONTREFAÇON INFIDÈLE ET GROSSIÈRE ?

Ne vous souvenez-vous plus de la profession de foi de M. *Bourdon,* dont vous invoquez également le témoignage ?

Faut-il sitôt vous rappeler vos propres paroles ?

« Les eaux artificielles NE PEUVENT JAMAIS être substi-
» tuées aux eaux naturelles, etc. »

Et vous osez mettre au bas de la page 37, où vous vous administrez si bénévolement de pareils démentis :

« EXIGER LE CONTRÔLE DE L'ÉTAT. »

Pensez-vous donc qu'il ait la faculté miraculeuse de régénérer vos *boissons artificielles* et de leur octroyer les qualités qui leur font défaut, de votre propre avis ?

Le contrôle de l'Etat, que vous appelez si souvent à la rescousse et si malencontreusement quelquefois, n'a et n'aura jamais, dans la circonstance, d'autre signification que de certifier l'origine vraie, mais arti-ficielle, de vos sels pour boissons; vous ne l'ignorez pas.

Ici, comme à l'occasion de vos autres extraits pour bains, vous daignez, après la glorification intempestive de vos denrées, faire encore une espèce de concession contradictoire :

« Toutefois, le produit artificiel, ainsi obtenu, NE SAU-
» RAIT ÊTRE COMPARÉ à l'eau naturelle de Vichy. »

Il ne *s'en rapproche* donc pas? (Vous disiez le con-
traire il n'y a qu'un instant.)

Et vous l'avouez d'une manière plus explicite encore, sans même varier vos termes, dans la phrase
qui suit immédiatement :

« Le résultat ne s'en APPROCHE que TRÈS IMPARFAITEMENT
» et l'un ne peut être substitué à l'autre que dans la limite
» la plus restreinte. »

Allons, un bon mouvement, confessez de suite qu'il
ne saurait en rien S'EN RAPPROCHER et tout sera dit.
Mais non, vous persévérez dans votre erreur (nous
sommes parlementaires) en vous cramponnant à une
dernière planche de salut :

« Cependant cette boisson est utile en voyage, quand on
» ne peut se charger de bouteilles, et qu'il est nécessaire
» de continuer le traitement. »

Vous ne voyez donc pas qu'en réduisant progressivement vos sels à des rôles éventuels et secondaires,
pour excuser, après coup, des exagérations dont vous
avez la conscience instinctive ou raisonnée, je ne sais,
ce n'est plus seulement une concession, un amende-
ment, c'est bientôt un aveu d'impuissance, une
rétractation qui vous échappent.

Et même pour ce semblant de cas ingénieusement
prévu, celui *de voyage*, nous contesterons vos prétentions, en démontrant l'inanité relative de vos résidus.

De quelque façon que vous évaporiez en effet,

3

quelque temps que vous y consacriez et sur quelque
quantité d'eau minérale que vous agissiez, pouvez-
vous faire que : « *le produit artificiel, résultat de vos
procédés spéciaux et contenant tous les sels solubles
auxquels l'eau minérale doit, selon vous, ses principales
qualités,* » (page 33), soit l'expression même approxi-
mative des sels que renferment les eaux mères?

C'est ce que nous allons examiner ensemble.

Connaissez-vous d'abord la composition saline exacte,
positive, des eaux minérales naturelles?

Vous ne devriez pas l'ignorer, puisque vous avancez
que vos sels extraits composent une boisson *s'en
rapprochant,* que ceux qui servent aux bains *en sont
de véritables.*

Or, pour établir un rapport, un parallèle rationnels,
il faut, de toute nécessité, deux termes parfaitement
connus de comparaison. Que l'un vous fasse défaut,
et vous raisonnez dans le vide.

Eh bien, les chimistes les plus autorisés, non-
seulement avouent, mais professent n'avoir encore pu
déterminer, d'une façon précise et certaine, la composition saline des eaux minérales, surtout quand
elles renferment un grand nombre de principes,
comme celles de *Vichy* qui en comptent quinze.

Écoutez M. Bouquet dans son histoire chimique
des eaux minérales :

> « Sans doute, le dernier mot de l'analyse des eaux
> » minérales serait donné, et leur étude serait alors com-
> » plète, si on pouvait expérimentalement acquérir la
> » connaissance réelle des composés salins qu'elles con-
> » tiennent; mais il n'en est pas ainsi, et, malgré les

» nombreuses et savantes recherches dont elles ont été
» l'objet, le problème difficile de l'appréciation de leur
» constitution saline présente toujours la plus grande
» obscurité.

» A la rigueur, ce problème n'est peut-être pas insoluble,
» mais nous pouvons hautement affirmer qu'il n'a pas
» encore été résolu. »

Après avoir critiqué le côté illusoire de la méthode
de Bergmann et lui avoir opposé quelques exemples
de doubles décompositions empruntés à l'essai de
statique chimique de Berthollet, M. Bouquet continue
en ces termes :

« Il y a plus : la même dissolution saline peut donner
» des produits très différents, suivant que ces produits s'en
» séparent par évaporation ou par refroidissement.

» Il résulte, en effet, des expériences de Green, qu'une
» eau contenant de la soude, de la magnésie, de l'acide
» sulfurique et de l'acide muriatique, donne, pendant
» l'évaporation, du muriate de soude, et, pendant le refroi-
» dissement, du sulfate de magnésie, etc. »

Du reste, ajoute-t-il, l'opinion de Berthollet, tou-
chant la préexistence des sels dans le liquide d'où on
les retire par *évaporation ou autrement*, est nettement
formulée dans le passage suivant :

« Cette différence, produite par la température, est donc
» une suite naturelle de la cause de la séparation des sels
» par cristallisation, et elle fait voir, d'une manière con-
» vaincante, qu'on ne doit point, dans la réalité, regarder
» les sels comme tout formés dans un liquide dont on peut
» les retirer, puisqu'en changeant les rapports de solubilité,
» on fait alterner les combinaisons qui se forment; mais
» que c'est leur différence de solubilité, dans les circons-

» tances où ils se trouvent qui produit leur séparation et
» leur cristallisation successives. »

M. Bouquet, enfin, après avoir cité un extrait d'un
mémoire de M. Murray, qui démontre que :

> « La concentration par l'évaporation doit, dans plusieurs
> » cas, changer l'état de combinaison, et que les sels obtenus
> » sont, en conséquence, fréquemment des produits de
> » l'opération et non des éléments primitifs. »

M. Bouquet, dis-je, conclut définitivement dans
les termes suivants, en s'étayant de quelques autres
noms illustres :

> « Il résulte évidemment qu'il est impossible d'acquérir
> » avec certitude, soit par voie d'expérimentation, soit par
> » voie d'induction théorique, aucune notion positive sur la
> » nature et la proportion des composés que forment entre
> » eux les bases et les acides contenus dans les eaux
> » minérales. »

Raisonnant ensuite sur toutes les données émises
et commentées, il complète ainsi sa pensée :

> « Nous sommes donc incontestablement autorisé à déduire
> » de ce qui précède, que les compositions salines, ordinai-
> » rement attribuées aux eaux minérales, sont toutes for-
> » mulées sur des données plus ou moins hypothétiques ;
> » de ce fait ressort la conséquence suivante :
> » Puisque rien ne démontre la préexistence des composés
> » salins obtenus par expérience, dans les recherches ana-
> » lytiques, il est évident que ces recherches ne conduisent
> » pas à la détermination réelle de ces sels. »

Si donc, en dehors des faits établis et qui doivent
suffisamment vous édifier, des chimistes éminents

pensent que l'analyse des eaux minérales n'a pas dit
son dernier mot, soit que des corps inconnus nous
échappent, soit que nos réactifs soient impuissants à
les signaler, et vous n'avez pas, je le suppose, la pré-
tention de les avoir découverts, non plus qu'obtenus,
au moyen de votre évaporation *spéciale;*

Si, d'un autre côté (ceci se rapporte plus directe-
ment à votre second terme de comparaison), la syn-
thèse des eaux minérales de Vichy, non-seulement est
démontrée *impossible*, mais qu'encore une portion
importante des éléments qui rentrent dans leur constitution, et dont la participation aux effets généraux
ne saurait être contestée, tels que le *manganèse*, la
strontiane, des matières végétales, etc., fassent absolument défaut à *vos sels artificiels,* ainsi que cela
résulte de votre propre aveu;

Si, par conséquent, il ne vous est pas permis d'atten-
dre logiquement et même de supposer à titre gratuit
des réactions chimiques et des effets physiologiques
identiques à ceux qui se produisent dans l'économie
humaine, sous l'influence des eaux naturelles et de
l'ensemble de leurs éléments combinés;

Avouez enfin, entre nous, que vous êtes tout au
moins bien téméraire dans vos assimilations et dans
vos rapprochements, à moins cependant que vous
disposiez du merveilleux laboratoire, vraiment *spécial*
celui-là, dont parle M. le docteur James, celui de la
nature.

Je veux bien vous épargner les déductions et les
commentaires; mais vous m'accorderez, en échange
de ce bon procédé, que la dissolution de vos extraits

pour boissons ne peut, *en aucun cas*, suppléer les eaux minérales naturelles, et qu'elle ne saurait même être comparée qu'à *un mélange d'alcool, de crème de tartre et de sels terreux, auquel on donnerait le nom de vin, parce qu'il fournit ces divers éléments à l'analyse.*

Il est bien vrai que c'est à l'occasion du bicarbonate de soude du commerce que M. Barthez s'exprime ainsi, page 31; car il n'eût pas qualifié de *simple* la solution de vos extraits complexes, renfermant *tous les sels solubles* (c'est beaucoup dire) *auxquels l'eau minérale de Vichy doit ses principales propriétés.* Page 33.

Eh bien, je trouve qu'il le calomnie à votre avantage; car c'est le seul composé naturel dont l'analyse puisse *sûrement* révéler l'existence, vu la prédominance considérable de ses éléments.

Nous ne voulons point briser une lance en son honneur, encore moins mettre en doute l'action coopérative et même essentielle, croyons-nous, de quelques autres sels, quoique bien inférieurs en quantités, qui rentrent dans la composition des eaux mères, et nous parlons autant des solubles que des insolubles; mais nous pensons qu'on doit rationnellement préférer, comme BOISSON ARTIFICIELLE, bien entendu, la solution d'un sel isolé dont la préexistence dans les sources est démontrée, à celle de vos résidus, groupement confus de composés aventureux.

La qualification peut vous sembler un peu dure; mais elle est vraie, et nous ne voyons pas pourquoi nous épargnerions vos produits artificiels, quand vous accablez

d'un si profond dédain le bicarbonate de soude du
commerce.

Vous êtes même, en cela, d'une ingratitude notoire,
car vous reniez votre meilleur ami.

Pouvez-vous ignorer, en effet, que les analyses de
vos extraits démontrent :

> « Qu'ils ne sont presque composés que de BICARBONATE
> » DE SOUDE, et qu'ils ont une certaine analogie avec le sel
> » fabriqué sur une grande échelle, tel, en un mot, que les
> » arts le livrent au commerce. »
>
> (*Journal de Pharmacie*, mai 1862, tome X.)

Ce n'est pas, vous le voyez, une opinion personnelle
que nous émettons ici; nous vous savons l'humeur
un peu processive, on le dit du moins rue *Montaret,*
et puis nous ne nous reconnaissons pas une autorité
suffisante pour rectifier, à nous seul, une erreur
répandue à millions d'exemplaires.

C'est encore la Société de pharmacie de *Paris,*
s'associant au rapport d'une commission composée de
personnalités illustres, qui, dans la citation suivante,
se permet l'irrévérence d'un parallèle entre vos produits et le bicarbonate de soude, l'objet de votre
grande abomination :

> « Le bicarbonate de soude, préparé avec soin, nous
> » semble PRÉFÉRABLE AU SEL DE VICHY, parce que ses effets
> » sont bien connus et qu'il possède une composition à peu
> » près invariable. Le sel de Vichy, au contraire, selon la
> » direction apportée à sa préparation, le degré de concen-
> » tration des liqueurs, le temps mis à la cristallisation des
> » sels primitifs, varie dans sa composition, ainsi que le
> » démontrent les analyses. »

Et, pour terminer ce paragraphe comme nous l'avons commencé, par une citation médicale, lisez, page 233, dix-huitième lettre de M. Durand-Fardel, à l'occasion des susdits sels pour boissons :

« Il est certain qu'ils ne peuvent, en aucune façon, la » remplacer. »

(Remarquer qu'il n'est fait allusion, ici, qu'aux eaux naturelles transportées, inférieures à celles bues sur les lieux ; c'est acquis.)

« Et qu'ils ne constituent pas, du reste, une boisson » agréable. »

C'était bien le moins, pourtant, que vous les rendissiez bonnes au goût.

Beaucoup de sucre, trop d'essence de menthe ou de vanille, et la boisson devenait peut-être possible sous ce dernier rapport.

Tenez, tout votre article relatif *aux boissons arti- ficielles de Vichy*, lequel n'a probablement d'autre but que de condamner celles des officines, en vous en réservant le monopole exclusif, est en entier contenu dans le paragraphe final, page 37 :

« Ces sels se vendent en boîte de 50 paquets. Chaque » paquet pour un litre d'eau. — prix : 5 francs. »

Dans votre intérêt, ce chef de file auquel vous obéissez si militairement, vous auriez mieux fait de vous borner à ce simple énoncé, sans l'émailler d'appréciations inacceptables.

Vous auriez également pu, soit dit entre nous et sans acrimonie, vous dispenser de produire encore ici, en regard de vos nouvelles contradictions, le modèle gros format, *imprimé en rouge du cachet de l'agence de surveillance*, qui n'a, lui encore, d'autre expression, à cet endroit, que d'attester l'origine des sels par vous débités pour la fabrication *de vos boissons artificielles*, toujours sans préjuger de leur efficacité thérapeutique.

Avant de nous quitter, encore une citation, celle-là empruntée à votre chapitre intitulé :

Danger des eaux artificielles, notamment de celles de Vichy, et le terminant.

Nous vous l'avons ménagée pour la fin, avec une bienveillance *spéciale*.

(Nous usons souvent de ce mot, parce qu'il vous plaît et que vous l'employez à chaque instant dans vos apologies industrielles.)

> « Aussi, pour les habitants des villes et des endroits où
> » l'eau est malsaine, on ne saurait trop recommander
> » l'usage des eaux naturelles médicales ou de table, de
> » préférence à TOUTES EAUX ARTIFICIELLES. »

On sait bien que ce dernier entrefilet est un appel adroit à vos eaux de *Chateldon ;* mais vous êtes dans le vrai, cette fois, à la condition cependant, que cet emploi ne sera pas trop continu.

Si vous agissez encore en marchand désireux d'écouler ses produits, du moins vantez-vous une marchandise profitable, et nous vous approuvons avec enthousiasme, précisément parce que nous n'avons pu, jusqu'à présent, avoir l'heur de le faire.

Nous serions aise de pouvoir continuer; mais pour Dieu, sinon pour les consommateurs, soyez logique à l'avenir; ne vous inscrivez plus aussi grossièrement

4

en faux contre vos propres doctrines, et si les *eaux artificielles sont* NUISIBLES ET IRRITANTES, page 32, de votre libretto de 1867, acceptez donc ouvertement que les vôtres, de même nature, sont loin d'être irréprochables, que leurs principes soient ou non extraits *des eaux mêmes et par des procédés spéciaux, avec ou sans garantie du contrôle.*

Un souvenir nous vient en terminant ce chapitre : c'est celui d'une charmante lithographie, œuvre d'un artiste amateur de votre connaissance et de la nôtre, qui résumait toute l'histoire des sels extraits et que nous avons eue entre les mains à Vichy.

Peut-être qu'en cherchant bien, nous en trouverions encore un exemplaire, sauvé d'un triste naufrage dont vous fûtes l'écueil. Vous me comprenez.

Elle représentait un directeur d'établissement thermal quelconque, orné d'un bonnet de nécromancien, et, nous ne savons pourquoi, armé d'un instrument maçonnique, un emblème sans doute, en guise de la magique baguette.

Il la posait majestueusement sur un tas de produits obtenus *par des procédés spéciaux,* c'est probable, et s'exclamait inspiré :

« Principes extraits des eaux mères, sortez de votre confusion ! »

Et les éléments, pêle-mêle entassés, confondus, amalgamés, se dégageaient de leur chaos, sur lequel passait un courant d'acide carbonique, se recherchaient en vertu de leurs affinités, se combinaient, se reconstituaient et formaient des composés naturels.

Fiat lux et lux facta est.

CONCLUSIONS

—— ··· ——

Le vrai, le seul traitement de *Vichy* ne peut se faire que sur les lieux et au moyen des eaux bues aux sources.

Cette dernière désignation est nécessaire, quoiqu'elle semble renfermer un pléonasme, la direction ayant, cette année, créé sur le parc une buvette d'eaux conservées.

LES EAUX MINÉRALES expédiées au dehors et fraîchement puisées sont bonnes pour poursuivre à domicile des effets obtenus aux sources.

Elles ne sont peut-être pas inutiles, quelques confrères le disent, pour commencer un traitement chez soi; mais nous les croyons et les certifions absolument insuffisantes pour le compléter.

Voilà tout ce qu'on peut honnêtement et rationnellement leur accorder, et c'est encore assez pour expliquer leurs nombreuses applications.

LES SELS POUR BOISSONS ARTIFICIELLES ne valent rien, de quelque façon qu'ils soient obtenus.

LES SELS POUR BAINS sont d'une médiocre signification.

LES PASTILLES DIGESTIVES sont excellentes dans les états d'indolence, de flatulence et d'acidité non irritative de l'estomac; mais le *fac simile* du contrôle de l'État, luxueusement apposé sur leurs boîtes, et qui certifie, avec ses deux cachets rouge et noir, l'authenticité de l'extraction des sels divers employés à leur préparation, n'en est pas la raison.

Le bicarbonate de soude en est seul la cause réelle et de préférence le bicarbonate de soude du commerce, préparé avec soin, celui des pharmacies, autrement dit, en raison même de son unité et de sa pureté relative.

Les pastilles des officines, si hautement accusées de *contrefaçon et de sophistication*, seront donc toujours préférables à celles de la direction, par cela seul que le bicarbonate de soude en est l'élément plus exclusif.

On peut toutefois, pour des indications spéciales, leur communiquer des vertus toniques et reconstituantes, en leur incorporant une quantité suffisante de fer, extrait ou non des eaux minérales naturelles; mais alors, nous en avertissons les consommateurs, elles ne seront pas d'une blancheur immaculée, comme celles de la Société.

LES SUCRES D'ORGE sont des bonbons délicats, qu'on fait également bien et mieux que partout ailleurs, à la ferme et chez tous les confiseurs de Vichy.

Voici la vérité, sauf erreur involontaire, ou si mieux vous l'aimez, telle est notre conviction.

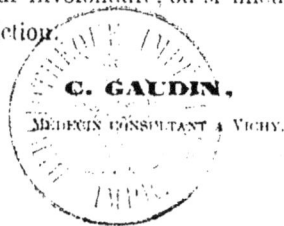

C. GAUDIN,
MÉDECIN CONSULTANT A VICHY.

5 décembre 1867.

81

www.ingramcontent.com/pod-product-compliance
Lightning Source LLC
Chambersburg PA
CBHW071416200326
41520CB00014B/3478